BEI GRIN MACHT SICH IHR WISSEN BEZAHLT

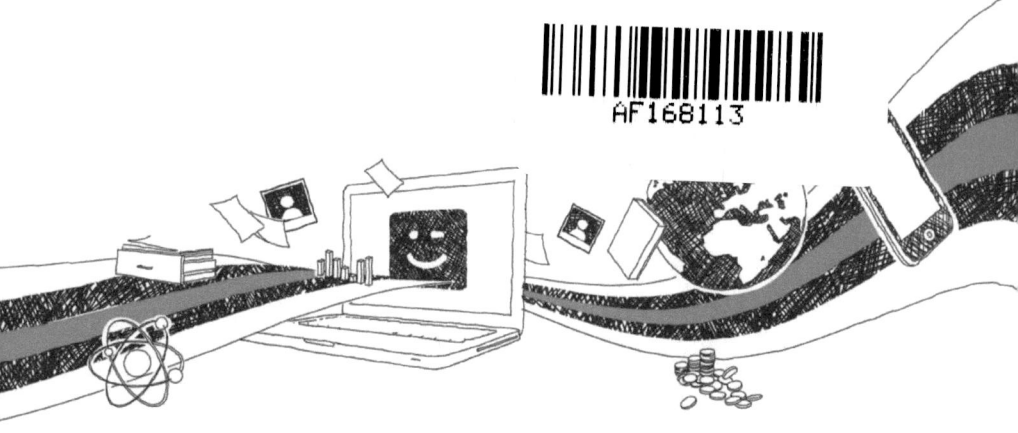

AF168113

- Wir veröffentlichen Ihre Hausarbeit,
  Bachelor- und Masterarbeit

- Ihr eigenes eBook und Buch -
  weltweit in allen wichtigen Shops

- Verdienen Sie an jedem Verkauf

Jetzt bei www.GRIN.com hochladen und kostenlos publizieren

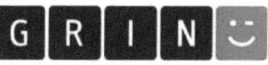

Das Arzt-Patienten-Verhältnis im Wandel. Ist die Theorie von Talcott Parsons noch zeitgemäß?

Marina Dogan

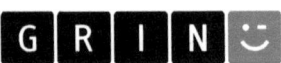

Bibliografische Information der Deutschen Nationalbibliothek:

Die Deutsche Nationalbibliothek verzeichnet diese Publikation in der Deutschen Nationalbibliografie; detaillierte bibliografische Daten sind im Internet über http://dnb.d-nb.de abrufbar.

ISBN: 9783346716590
Dieses Buch ist auch als E-Book erhältlich.

© GRIN Publishing GmbH
Nymphenburger Straße 86
80636 München

Druck und Bindung: Books on Demand GmbH, Norderstedt Germany
Gedruckt auf säurefreiem Papier aus verantwortungsvollen Quellen

Das vorliegende Werk wurde sorgfältig erarbeitet. Dennoch übernehmen Autoren und Verlag für die Richtigkeit von Angaben, Hinweisen, Links und Ratschlägen sowie eventuelle Druckfehler keine Haftung.

Das Buch bei GRIN: https://www.grin.com/document/1270161

Philosophische Fakultät
der
Rheinischen Friedrich-Wilhelms-Universität Bonn

Das Arzt-Patienten-Verhältnis im Wandel – Ist die Theorie von
Talcott Parsons noch zeitgemäß?

vorgelegt von
Marina Dogan

Inhaltsverzeichnis

1. Einleitung

Die Beziehung zwischen Arzt und Patient wandelt sich. Herrschte früher noch stark dominierend das paternalistische Bild eines Arztes als „Halbgott in Weiß", der in Fragen von Diagnose und Behandlung stets wusste, was das Beste für seine Patienten ist und dieses unter dieser Prämisse auch unverzüglich umsetzt, lassen sich seit den 1960er Jahren gesamtgesellschaftliche Verschiebungen hin zu stärkeren Bürgerrechten beobachten, die sich unter anderem auch in eine Bewegung zu mehr Patientenbeteiligung und ausgedehnteren Patientenrechten ausdrücken. Ein Wandel des Arzt-Patienten-Verhältnisses kann in mehreren Bereichen beobachtet werden. Einerseits hat sich über das Internet und andere Medien die Informationslage grundlegend verbessert, andererseits führt mehr Fortschritt auch zu mehr Unwissenheit, immer mehr muss berücksichtigt werden in Diagnose und Behandlung. Die Medizin hat an Vertrauen in der Bevölkerung und Politik verloren und wird teilweise als anmaßend, eigennützig und unkritisch der eigenen Disziplin gegenüber empfunden. Eine größer werdende Anzahl von Patienten möchte umfassendere Informationen und eine aktivere Rolle im Behandlungsprozess einnehmen sowie angemessen an Entscheidungen beteiligt werden. So wird auch als Folge dessen über die letzten 20 Jahre zunehmend wissenschaftlich geforscht und diskutiert zu Erwartungen und Bedürfnissen von Patienten (Klemperer 2005, S. 72).

Der amerikanische Soziologe Talcott Parsons (1902–1979) beschrieb aus einer strukturfunktionalistischen Perspektive eine idealtypische und komplementäre Arzt-Patienten-Rollenbeziehung, die das Primärziel der Medizin, Rolleninhabern im sozialen System schnell wieder ihre soziale Rollenerfüllung zu ermöglichen, bestmöglich unterstützt. In Parsons Beschreibung übernimmt der Arzt aufgrund seiner umfangreichen Ausbildung und Expertise eine anweisende, anordnende Haltung ein, dieser trifft Entscheidungen, z.B. über die umzusetzende Behandlung und Medikation, denen sich der Patient, in Ermangelung von Fachkenntnissen im medizinischen Feld, als Laie unterordnet und fügt. Eine Beteiligung an Entscheidungen ist dabei weder notwendig noch erwünscht (Parsons 1958).

Über 60 Jahre nach Parsons Beschreibung, lässt sich heute die Frage stellen inwieweit es noch zielführend und angemessen ist, dass Ärzte als medizinische

1

Experten allein entscheiden oder Patienten einen Teil der Entscheidungen selbst treffen können und sollen.

In der vorliegenden Arbeit soll zunächst die Rolle des Arztes und die Beschaffenheit seiner Beziehung zum Patienten in seiner Rolle aus Parsons Sicht dargelegt werden. Danach werden Faktoren betrachtet, die auf das Arzt-Patient-Verhältnis verändernd einwirken und welche Folgen das für das Verhältnis hat, mit besonderem Blick auf Patientenzentrierung und partizipativer Entscheidungsfindung. Im Abschluss findet eine Bewertung hinsichtlich dieses Wandels zur Theorie von Parsons statt.

2. Das Arzt-Patienten-Verhältnis bei Parsons

Der amerikanische Soziologe und Strukturfunktionalist Talcott Parsons versteht Gesundheit als funktionale Vorbedingung eines jeden sozialen Systems und definiert Krankheit als teils biologisch und teils sozial bestimmte Störung des normalen Funktionierens des Menschen. Ein niedriges Niveau von Gesundheit als funktionales Bedürfnis der Mitglieder des Systems und ein häufiges Auftreten von Krankheiten wirkt dysfunktional auf das Funktionieren des sozialen Systems, primär deswegen, weil Krankheit die Erfüllung von sozialen Rollen unmöglich macht. Aus strukturfunktionalistischer Sicht kann Medizin als Mechanismus in einem sozialen System gesehen werden zur Bekämpfung von Krankheiten der Mitglieder des sozialen Systems. Sie soll den Rolleninhabern innerhalb des Systems ermöglichen möglichst bald wieder ihre sozialen Rollen erfüllen zu können, da ein gesellschaftliches Interesse darin besteht die Gesundheit der Gesellschaft und deren Funktionalität zu erhalten, bzw. wiederherzustellen. Für diesen Zweck bildet die Gesellschaft eigene Rollen, bzw. Spezialisten aus. Medizin wie wir sie kennen erfordert institutionalisierte Rollen, wobei die Rolle des Arztes aufgrund der hohen Spezialisierung technischer Fähigkeiten einen hohen Stellenwert in der Gesellschaft einnimmt (Parsons 1958, S.12ff).

Das Machtverhältnis im Arzt-Patient-Verhältnis wird auch als problematisch eingeschätzt, da der Arzt in der Regel über Wissen verfügt, dass der Patient nicht einschätzen und beurteilen kann und zudem die Fachsprache des Arztes für den Patient häufig schwer verständlich ist sowie der Arzt oft allgemein über höhere Bildung und Sozialstatus verfügt als der Patient. Parsons geht davon aus, dass

2

Arzt und Patient eine komplementäre wechselseitige Erwartungsstruktur als soziales System verbindet, d. h., dass die Rechte und Pflichten beiderseits optimal ergänzend aufeinander abgestimmt sind und somit mit Verhaltenserwartungen verbunden sind. Verhalten sich die Rolleninhaber erwartungskonform gemäß ihrer Rollenbeschreibung kann das Ziel der baldigen Gesundheit durch die bestmögliche Behandlung verfolgen. (Künemund 2005, S. 171f).

Mithilfe der „Pattern variables" zur strukturfunktionalistischen Analyse von Handlung ordnet Parsons der Arzt- wie auch der Patientenrolle bestimmte Verhaltensmuster zu (Koschnick 1984). Die Grundmuster, in die die Arztrolle eingeordnet wird, sind Universalismus, funktionale Spezifität, affektive Neutralität und Kollektivorientierung. Im Folgenden sollen sie jeweils näher erläutert werden (Parsons 1958, S. 32f).

2.1 Universalismus

Universalismus bezieht sich Parsons zufolge vor allem auf eine verallgemeinernde Unpersönlichkeit, die Norm der Handlung ist auf alle Personen anwendbar. Die Anforderung an die Rolle des Arztes setzt voraus, dass dieser alle Patienten gleichbehandelt. Kein Patient soll bevorzugt oder benachteiligt werden oder auf irgendeine andere Art anders mit ihnen umgegangen werden als mit anderen Patienten. Für den Arzt sollen im Arzt-Patient-Verhältnis alle Patienten gleich zu sein, unabhängig etwa von Bildung, Herkunft, sozioökonomischem Status oder auch von möglichen privaten Beziehungen, die zum Arzt bestehen. Zwar muss ein Arzt bei der Diagnose und Therapie verschiedener Patienten unterschiedliche Methoden anwenden und Medikamente verschreiben etc., doch sollen sich seine Handlungen dabei nur an der Krankheit des Patienten orientieren.

Ärzte sollen sich in der Erfüllung ihrer Aufgaben nicht von Personenmerkmalen beeinflussen lassen, allein Informationen zur Krankheit, bzw. Symptomatik sollen Leitlinie für das ärztliche Handeln sein und Hilfe soll jedem gleichermaßen zuteilwerden (Parsons 1958, S. 33f).

2.2 Funktionale Spezifität

Die funktionale Spezifität als weiteres Grundmuster der Rolle des Arztes regelt, was in der Beziehung zwischen Arzt und Patient überhaupt thematisiert werden kann. Lediglich „Angelegenheiten, die für die Gesundheit des Patienten relevant sind" können dort behandelt werden. Funktionale Spezifität grenzt den Aktions- und Autoritätsbereich der Arztrolle ab. Der Arzt soll sein Handeln auf ärztliche Leistungen beschränken, er verfügt über „spezialisierte Weisheit" und auch wenn darum gebeten wird, soll er sich nicht zu anderen Gebieten äußern (z. B. Überweisung an Spezialisten, keine Beratung in weltanschaulichen Fragen o. Ä.).

Im Gegensatz zu von Diffusität geprägten sozialen Beziehungen, für die kaum eine Vorstrukturierung besteht, steht bei der Interaktion zwischen Arzt und Patient bereits von Anfang an in groben Zügen fest, über was gesprochen wird und wer welche Handlungen durchführt. Die Aufgabe des Arztes ist es, dem Patienten zur Heilung zu verhelfen und die des Patienten, dem Arzt alle dazu relevanten Informationen zu geben. Sind diese für den Arzt zur Heilung des Patienten unbedingt nötig, hat er einen Anspruch darauf, diese auch zu erhalten. Dies können sehr sensitive und private Informationen sein, die z.B. mit dem Privatleben des Patienten zu tun haben (Parsons 1958, S. 34f).

Die aus der funktionalen Spezifität der Arztrolle resultierende Vorstrukturierung bewirkt aber nicht nur diesen „Informationsanspruch", sondern sorgt auch für beide Parteien für einen hohen Grad an Vorhersehbarkeit der Kommunikation. Bereits vor dem Eintritt in den Behandlungsraum, weiß der, dass er vom Arzt untersucht werden wird und diesem dazu Zugang zu seinem Körper gewähren muss (Ebd., S. 35f).

Patienten verfügen über Wissen, wie eine ärztliche Untersuchung in der Regel abläuft. Gleichzeitig kann der Arzt mit hoher Sicherheit davon ausgehen, dass der ihn Aufsuchende ihn aufsucht, weil dieser Anzeichen einer Krankheit an sich wahrgenommen hat und nun zu der Heilung professionelle Hilfe benötigt. Diese Art der Vorstrukturierung und damit verbunden die Vorhersehbarkeit der sozialen Situation, lässt sowohl für den Arzt als auch für den Patienten die Erwartbarkeit bestimmter Kommunikations- und Handlungsabläufe wahrscheinlich werden. Die Kombination aus Universalismus, funktionaler Spezifität und der folgenden affektiven Neutralität legitimiert den Informationsanspruch des Arztes, dass er in die Privatsphäre des Patienten eindringen muss, um seine Aufgabe zu erfüllen.

Diese Rollendefinition minimiert bzw. überwindet Widerstände und ermöglicht die ärztliche Tätigkeit (Ebd., S. 37).

2.3 Affektive Neutralität

Affektive Neutralität ist ein weiteres wichtiges Grundmuster, dass Parsons zufolge die Beziehung des Arztes zum Patienten charakterisiert (Parsons 1958, S. 15). In Überschneidung mit den beiden bereits genannten Grundmustern bezeichnet diese die neutrale Haltung, die der Arzt gegenüber dem Patienten einnehmen muss. Persönliche Vorlieben oder Sympathien gegenüber bestimmten Patienten dürfen ärztliches Handeln ebenso wenig leiten, wie Gefühle der Abneigung oder des Ekels. Der Arzt soll ein objektives Problem auf objektive, wissenschaftlich begründete Weise angehen, er behandelt den Patienten nicht in seiner Ganzheit, sondern reduziert auf dessen Krankheit. Alles andere bleibt ausgeschlossen, da es keine Relevanz besitzt und höchstens ablenkend oder störend wirken würde. Die affektiv neutrale Haltung hilft dem Arzt, alle Elemente aus der Beziehung zwischen Arzt und Patient auszuschließen, die nicht mit der Heilung des Patienten in Verbindung stehen (Parsons 1958, S. 36ff).

2.4 Kollektivorientierung

Das vierte Grundmuster der Arztrolle aus Parsons' Pattern Variables ist das der Selbst- bzw. Kollektivorientierung. Der Beruf des Arztes ist hierbei auf der Seite der Kollektivorientierung einzuordnen, das unterscheidet ihn nach Parsons von den meisten anderen modernen Berufen. Der Arzt muss das Wohl der Patienten über seine Interessen stellen und kommerzielles Denken und Handeln unterlassen, dieses gilt es als schwerstes Vergehen gegen das Berufsethos zu bekämpfen (Parsons 1958, S. 15).
Der kranke Mensch ist in besonderem Maße der Gefahr ausgesetzt ausgenutzt zu werden in seiner Lage, da es für ihn besonders schwer ist zu einer objektiven und rationalen Einschätzung seiner Situation zu kommen ist er besonders schutzbedürftig. Er muss dem Vorgehen des Arztes auch aufgrund dessen Autorität im medizinischen Wissensbereich vertrauen, er selbst kann als Laie Diagnosen und Maßnahmen nicht adäquat beurteilen. Für Parsons belegt das

5

die Nichtanwendbarkeit von Prinzipien und Verhaltensweisen aus der Wirtschaft, da die Grundbedingungen, wie z.B. das rationale Verfolgen eigener Interessen, nicht gegeben sind. Der Kranke muss vor Ausnutzung seiner Hilfsbedürftigkeit, Irrationalität und Inkompetenz geschützt werden (Parsons 1958, S. 40).

An diesem Punkt ist wohl die Selbstverständlichkeit von Parsons Anspruch und die Verwirklichung solch selbstlosen Handelns wohl erkennbar im Alltag nicht immer umgesetzt oder gar umsetzbar. Im Klinik- und Praxisalltag in Deutschland werden Ärzte und Pflegepersonal bei ihrer Aufgabe, den Patienten zu helfen, dadurch eingeschränkt, dass das Krankenhaus und der Praxisbetrieb auch unter wirtschaftlichen Gesichtspunkten funktionieren müssen. Ärzte können nicht nur im Sinne des Wohlergehens der Patienten handeln. Oftmals entscheiden zusätzlich die finanziellen Mittel, bzw. Art der Krankenversicherung des Patienten darüber, in welchem Umfang und wie schnell er Hilfeleistungen erhält, auch wenn dies nicht gewollt ist durch Ärzte. Vermutlich stellt aber der Typ des altruistischen Arztes, der seine eigenen Interessen stets gegenüber denen seiner Patienten völlig zurückstellt, eine Ausnahme dar. Letztlich stellt auch die Arztrolle einen Beruf dar, der ausgeübt wird, um Geld zu verdienen und einen Lebensunterhalt zu bestreiten, so dass Ärzte wohl immer wieder im Spannungsfeld zwischen ihren eigenen Bedürfnissen und denen ihrer Patienten, zwischen Selbst- und Kollektivorientierung stehen. Die ärztliche Rolle ist nach Parsons von der Gesellschaft festgelegt. Die Gesellschaft erwartet in der Rollenausübung einen emotional neutralen, funktionsorientierten, universal und uneigennützig handelnden Arzt, der durch Leistung den Status des Arztes erreicht hat (Pförtner 2018).

2.5 Asymmetrie in der Arzt-Patienten-Beziehung bei Parsons

Auch an Kranke hat das soziale System bestimmte Erwartungen, um ein komplementäres Treffen mit der Arztrolle zu ermöglichen. Das Kranksein wird in Form der Krankenrolle institutionalisiert (Parsons 1958, S. 50). Erwartungen an die Krankenrolle weichen von den Normen, die für gesunde Menschen gelten, deutlich ab. Parsons benennt vier Aspekte des Systems institutioneller Erwartungen an die Krankenrolle (Parsons 1958, S. 16).

1. Der Kranke wird von seinen normalen Rollenverpflichtungen, in Abhängigkeit von Art und Schwere der Krankheit, befreit. Der Kranke wird vom Arzt dazu legitimiert, seine Aufgaben in Familie und Beruf sowie die übrigen Rollenverpflichtungen vorübergehend nicht wahrzunehmen. Der behandelnde Arzt erklärt den Kranken für seine Krankheit als nicht verantwortlich, indem diese als medizinischer Sachbestand diagnostiziert wird, der nicht durch das individuelle Vermögen des Kranken allein vollständig verstanden und überwunden werden kann.

2. Das Genesen von einer Erkrankung ist kein reiner Willensakt, der Kranke kann hierfür nicht verantwortlich gemacht werden, muss aber professionelle Hilfe annehmen.

3. Der Kranke hat den Willen gesund zu werden und beurteilt das Kranksein als unerwünscht. Die krankheitsbedingte Rollenbefreiung enthält für den Patient gleichzeitig die Verpflichtung zur schnellstmöglichen Genesung, d.h. insbesondere, das Aufbringen des Willens zum Gesundwerden.

4. Der Kranke ist nicht ausreichend kompetent und kann seine Krankheit nicht angemessen beurteilen und hat so die Verpflichtung kompetente Hilfe in Anspruch zu nehmen und mit dem Arzt zu kooperieren und seine Krankenrolle zu übernehmen und auszufüllen. An diesem Punkt trifft sich die Rolle des Kranken als Patient komplementär mit der Arztrolle (Ebd., S. 17ff).

Für den Inhaber einer Krankenrolle bedeutet dies den Verlust oder die Beeinträchtigung der Fähigkeiten zur normativen Rollenausübung, sowie die unterschiedlich ausgeprägte Einschränkung der Leistungskapazität. Aus strukturfunktionalistischer Sicht erfüllt die Krankenrolle durch die bedingte Legitimation zusätzlich eine substanzielle gesellschaftliche Funktion, da die Devianz der Kranken einer gesellschaftlichen Kontrolle bedarf, die die Wiederherstellung des normativen Rollenverhaltens der Erkrankten zum Ziel hat (Ebert 2003, S. 78). In Parsons Rollendefinition der Ärzte verfügen diese in ihrer Rolle über Exklusivrechte, über die kaum ein anderer Berufsstand verfügt, wie der Zugriff auf intime, vertrauliche Informationen oder das Recht auf kontrollierte Körperverletzung, bzw. den ärztlichen Eingriff in die körperliche Unversehrtheit und als Drittes das Recht auf partielle Monopolisierung während eines Behandlungszeitraums (Parsons 1958, S.30-37).

Insgesamt wird deutlich, dass im Arzt-Patienten-Verhältnis zentrale Alltagsnormen teilweise außer Kraft gesetzt werden. Als vorteilhaft daraus ergibt sich, dass beide Parteien sich Vertrauen entgegenbringen und durch das gemeinsame Beschreiten des Gesundungsprozesses das Ziel der Genesung forciert und erreicht werden kann (Ebert 2003, S. 78).

3. Verändernde Faktoren auf das Arzt-Patienten-Verhältnis

In den vergangenen Jahrzehnten lassen sich Veränderungen beobachten, die weg von der Arztzentrierung hin zu einer Patientenzentrierung deuten. Das Arzt-Patient-Verhältnis wird in immer weiteren Bereichen der Beziehung symmetrischer als dies der Fall war. Die strukturfunktionalistische Sicht auf das Arzt-Patienten-Verhältnis betrachtet dieses aus einer statischen Außenperspektive der Strukturen der aktuellen Gesellschaft, ohne Berücksichtigung historischer Entwicklungen der Vergangenheit. Aufgrund dessen soll ein komprimierter historischer Überblick aufzeigen mit welchen Veränderungen das Arzt-Patient-Verhältnis bereits konfrontiert war und wie es dadurch verändert wurde.

Ab den 1930er Jahren wuchs das Interesse von Allgemeinmedizinern an der sozialen Natur der Begegnung mit Patienten. Zunächst motiviert über die Hoffnung, in höherem Maße Zustimmung zur Behandlung, als auch eine bessere Einhaltung von Anforderungen an die Behandlung der Patienten zu erzielen, entwickelte sich eine Praxis, um gute und tragfähige Beziehungen mit Patienten zu etablieren, später auch in der Hoffnung, dass das Arzt-Patienten-Verhältnis selbst als therapeutische Technik wirkt. Bis in die 1970er Jahre war das Modell der Begegnung zwischen Arzt und Patient ein stark arztzentriertes. Die erkenntnistheoretische Autorität im Wissensbereich der Medizin und dessen Anwendung wurde paternalistisch verkörpert durch den Arzt. Diese Asymmetrie wurde zu dieser Zeit noch als unproblematisch angesehen (May et al. 2004, S. 136f).

Ab den späten 1960er Jahren geriet das arztzentrierte Bild unter nachhaltige Kritik. Kulturelle und politische Verschiebungen untergruben die paternalistische und biomedizinisch reduzierte medizinische Praxis. Patienten wollten vermehrt nicht mehr als passive Objekte medizinischen Wissens und Praxis gesehen

8

werden und forderten ein holistischeres Verständnis des Menschen, die Behandlung als ganzer Mensch, ein. Diese Bewegung war Teil einer politischen Veränderung, die mit der Kritik der Medikalisierung begann und weiterführte zu einem ganzheitlicheren Verständnis von Krankheit und Gesundheit, sozialen Beziehungen und Kontexten (Ebd.).

Anstelle des arztzentrierten Behandlungsgespräch wuchs langsam das Interesse an patientenzentrierten Strategien. Patientenzentrierte Medizin betont die Bedeutung Patientenerwartungen hinsichtlich ihrer Krankheit und allen relevanten sozialen und psychologischen Faktoren zu verstehen und zu berücksichtigen. Es beinhaltet Ärzte, die in der Lage sind, aktiv zuzuhören, um Patienten zu ermutigen ihre Ansichten auszudrücken und sich bemühen den Standpunkt und die Erwartungen der Patienten zu verstehen und mit den Patienten eine gemeinsame Basis für die Behandlung zu finden (Stevenson 2000, S. 830).

Auch die Medizin als Disziplin unterlag Veränderungen und Fortschritt, im eigenen Wissensbereich wie in auch in anderen Disziplinen, die Anwendung in der Medizin fanden. Ab den 1970er Jahren begannen einige Teile der akademischen Medizin Positionen der Sozialwissenschaften aufzunehmen. Wissenschaftler der Allgemeinmedizin begannen die Form und Inhalte von Konsultationen weit systematischer zu untersuchen und produzierten eine Serie einflussreicher Studien. Dies führte zu einem wachsenden Verständnis davon, dass die Konsultation, der Arztbesuch sich eben um eine Verhandlung von zwei Expertisen drehe, die maßgebende Expertise des Arztes, oft begrifflich gefasst als Expertenwissen und die spezifische Erfahrung der Patienten, oft begrifflich gefasst als Laienwissen (May et al. 2004, S. 136f).

Die Verschiebung weg von der arztzentrierten Konsultation hin zu verhandelten Konsultationen wurde im Wesentlichen herbeigeführt aufgrund einer Bewegung innerhalb der Medizin selbst. Diese bewegte sich in Richtung einer Patientenbeteiligung in der Konsultation auf Arten, die die anwachsenden Belastungen der alleinigen Erkenntnisautorität von medizinischem Wissen reduzierten. Es kam zu einer ideologischen Bewegung hin zu mehr Patientenzentrierung, Patientenermächtigung und Patientenzufriedenheit, die einen Rahmen absteckt, in dem Verhandlungen zwischen Arzt und Patient in der Konsultation selbstverständlich werden (Ebd.).

3.1 Patientenaktivierung und Patientenzentrierung

Das Arzt-Patienten-Verhältnis verändert sich rasch von einer paternalistischen Beziehung zu einer aktiveren Partnerschaft, gefördert durch einen immer leichteren Zugriff auf medizinisches Wissen, wie Behandlungsmöglichkeiten, über das Medium Internet und den Konsumenten Trend in modernen Gesellschaften. Patienten werden stärker eingebunden und ermutigt Verantwortung für ihre Gesundheit und den Heilungsprozess zu übernehmen und Entscheidungen zu treffen. Sie sollen dem Arzt als aktiver Partner begegnen (Elwyn et al. 1999, S. 477f).

Gleichzeitig stehen Patienten dem mehr an Verantwortung ambivalent gegenüber. Einerseits gibt es einen Wunsch nach Verhalten im Sinne eines Konsumenten und andererseits ein Verlangen im Vertrauen zum behandelnden Arzt eine eher passive Rolle einzunehmen (Lupton 1997, S. 374).

Es gilt die sich gegenüberstehenden Positionen, Abgabe der Verantwortung an den Arzt im paternalistischen Verhältnis und die Übernahme von Verantwortung und dem Treffen von Entscheidungen, auszubalancieren. Dies kann erreicht werden, in dem Patienten eingebunden werden, auch in die Entscheidungsfindung, aber begleitet durch den Arzt und dessen Expertise und Erfahrung. Das in Frage stellen vom Konsumdenken und der noch nie da gewesene Zugriff auf Informationen über elektronische Medien definiert die Rolle des Arztes neu. Ärzte müssen sich anpassen können an die Rolle, die der einzelne Patient bevorzugt, Verantwortung für Entscheidungen an diesen zu übergeben, sie zu teilen oder sie im paternalistischen Verständnis zu übernehmen. Für Patienten bringt die größere Beteiligung mehr und neue Aufgaben und Verpflichtungen mit sich, z.B. die Anforderung Nutzen und Risiken einzuschätzen (Elwyn et al. 1999, S. 479ff).

3.2. Neuere Modelle des Arzt-Patienten-Verhältnisses

Modelle wie Entscheidungen im medizinischen Kontext getroffen werden, können auf einem Spektrum dargestellt werden. Auf der einen Seite das paternalistische Modell, das von Parsons Konzeptualisierung der Krankenrolle gestützt wird, in dem der Patient sich professionelle Hilfe holt und sich dessen Entscheidungen fügt. Und auf der anderen Seite das „informed choice" Modell. Das „informed choice" Modell wird im Deutschen übersetzt mit dem Begriff „Informatives Modell" (Klemperer 2005, S. 73). Es beschreibt einen Prozess in dem Patienten Informationen über Behandlungsmöglichkeiten von ihren Ärzten erhalten, zwischen denen sie dann wählen müssen. Dabei ist klar, dass die notwendigen Informationen nicht auf beiden Seiten gleichermaßen vorhanden sind, sondern unterschiedliche Informationsarten zusammenkommen sollen. Einerseits die technische Expertise des Arztes und andererseits Informationen über die Präferenzen des Patienten auf dessen Seite. Ein abgestimmtes Bemühen, um den Patienten umfassend über vorhandene Möglichkeiten zu informieren. Der Patient hat dann die beide notwenigen Informationsanteile, die technischen Informationen sowie die seiner persönlichen Präferenzen und ist dann in der Lage eine informierte Entscheidung zu treffen. In dessen Mitte, zwischen paternalistischem und „informed choice" Modell, kann das „shared decision-making" Modell verortet werden (Elwyn et al. 1999, S. 477f).

Das „shared decision-making" Modell, oder auch SDM Modell, bezeichnet ein des Arzt-Patient-Verhältnis, das sich auf gleicher Augenhöhe vollzieht. Im Deutschen sind für das Modell zwei mögliche Übersetzungen bekannt: „Gemeinsame Entscheidungsfindung" und „Partizipative Entscheidungsfindung" (Klemperer 2005, S. 72). Das SDM Modell beruht ganz eindeutig auf dem Paradigma der patientenzentrierten Medizin (Elwyn et al. 1999, S. 480). Es wurde als Ansatz definiert, in dem Ärzte und Patienten die besten verfügbaren Evidenzen miteinander teilen, wenn es um das Treffen von Entscheidungen geht. Die Patienten werden dabei unterstützt verschiedene Möglichkeiten zu erwägen und ihre informierten Präferenzen zu verwirklichen. Erstmalig erwähnt wurde das „shared decision-making" Modell 1982, aber die Idee dazu stammt aus den Prinzipien der patientenzentrierten Betreuung und Pflege (Elwyn 2010, S. 1361). Wurden im paternalistischen Modell noch unterschiedliche Vorgehensweisen und Behandlungsmöglichkeiten vom Arzt erwogen und der Patient nur über das Ergebnis, bzw. auch über den Abwägungsprozess informiert, so blieb der Patient doch passiv, rezipierend dabei. Innerhalb des SDM Modell beteiligen sich Arzt und Patient beide aktiv am Abwägungsprozess. Trifft im paternalistischen Modell der Arzt die Entscheidung über die durchzuführende Behandlung, treffen Arzt und Patient im SDM Modell eine gemeinsame, von beiden Seiten getragene Entscheidung (Klemperer 2005, S. 72). Das SDM Modell erkennt die Notwendigkeit die Autonomie des Patienten zu unterstützen. Dies wird erreicht über den Aufbau von guten Beziehungen zwischen Arzt und Patient und durch das Respektieren der individuellen Kompetenzen beider Parteien sowie der Erkenntnis, dass sich beide Akteure interdependent gegenüberstehen, voneinander abhängig sind (Elwyn 2010, S. 1361).

3.3. Auswirkungen auf die Theorie von Parsons

Für Parsons ist das Arzt-Patienten-Verhältnis aufgrund der legitimen Autorität und Expertise des Arztes in Fragen von Krankheit und Gesundheit, erworben durch umfangreiche Ausbildung und Erfahrung, grundlegend von asymmetrischer Natur. Er betrachtet Patienten aber nicht als passiv, er sieht sie eher in einer aktiven Partizipation, um sich bestmöglich zu erholen und gesund zu werden. Und er erkannte das als Konsequenz ihrer Bildung und Erfahrung auch Laien einiges Wissen und Verständnis in Sachen Krankheit und Gesundheit erworben haben können (Parsons 1958). Das soll aber auch eine Erinnerung sein daran, dass Laienwissen eben Grenzen hat, vor allem gegenüber der technischen Expertise und dem spezialisierten Training, das Ärzte erhalten. Das sollte nicht so verstanden werden, dass Parsons die aktive Rolle der Patienten und die des Laienwissen und enthaltenen Expertise herunterspielt oder gar ablehnt, viel eher will Parsons diese qualifizieren (Stevenson 2006, S. 233f).

Aber es kann auch ein gewisser Pragmatismus ausgemacht werden in einem asymmetrischen Verhältnis, denn wir sind als Patienten darauf angewiesen Ärzten hinsichtlich der Behandlung zu vertrauen, da medizinisches Wissen für Laien zu komplex ist. Haben wir als Patienten möglicherweise viel empirisches Wissen über unseren Gesundheitszustand erlangt, so bleibt dieses Wissen eben doch fragmentarisch, zu lokal um die Verantwortung für unseren Zustand mit allen Verwicklungen zu der Gesamtheit unseres Körpers als medizinischen Komplex zu übernehmen (Greener 2003, S. 85). An und für sich müssen Asymmetrien nicht problematisch sein, sie sind es aber dann, wenn sie begründungsbedürftig werden, bzw. kein akuter Notfall vorliegt und Zeit für Reflexion vorhanden ist (Saake 2003, S. 429).

In den letzten Jahrzehnten haben die Annahmen aus Parsons Rollendefinition des Arztes zunehmend an Glaubwürdigkeit verloren. Der Paternalismus im Arzt-Patient-Verhältnis hat sich abgenutzt und ist verschlissen und dafür gibt es gute Gründe. In vielen Situationen kann kein objektiv „Bestes" für den Patienten ausgemacht werden, sondern es existieren verschiedene Optionen mit unterschiedlichem Nutzen und Risiken. Dann erscheint es nur sinnvoll, wenn der Patient diese Entscheidung, gut informiert aber selbst, trifft, denn letzten Endes muss eben dieser mit den Folgen dieser Entscheidung leben. Hinzu kommt, dass die Evaluation von medizinischen Maßnahmen in den vergangenen Jahrzehnten auf gravierende Probleme bezüglich der Effektivität und der Angemessenheit hinweist, die bis heute nicht als gelöst betrachtet werden können. So weisen Studien aus den 1970 und 1980er Jahren darauf hin, dass sich Vorgehensweisen in den Behandlungen bei gleicher Krankheit in Regionen und Ländern erheblich unterscheiden. Diese Veränderlichkeit in der Umsetzung von medizinischen Maßnahmen durch Ärzte sind ein starker Hinweis darauf, dass ebendiese in vergleichbaren Behandlungssituationen ohne medizinische Erklärung unterschiedlich handeln. Es besteht ein Spannungsfeld zwischen den Interessen der Patienten und nicht medizinischen Faktoren, die auf die ärztliche Versorgung einwirken, wie z.B. Infrastruktur, finanzielle Attraktivität und juristische Absicherung. Dieses Missverhältnis führt weiterhin zu Über-, Unter- und Fehlversorgung der Patienten (Klemperer 2005, S. 73). Diese Faktoren illustrieren deutlich, dass die Ordnungskriterien, die Parsons für die Arztrolle anlegt, heute nicht mehr erfüllbar oder gar passend sind für das Primärziel der Medizin, Krankheiten zu bekämpfen und Patienten zu schneller Heilung zu verhelfen.

4. Fazit

Helfer und Hilfsbedürftige, Kranke und Verletzte auf der einen Seite und Heilende und Tröstende hat es wohl schon immer gegeben. In dieser Tradition darf man sicher auch heute noch das Arzt-Patient-Verhältnis sehen. Gleichzeitig lassen sich über die Zeit auch Brüche und Inkonsistenzen erkennen, an denen sich die

Bedeutung des gesellschaftlichen Wandels für die Arzt-Patienten-Beziehung erkennen lässt und aus denen auch deutlich wird, in welcher Weise diese Beziehung hochgradig sozial strukturiert ist. Handlungsnormen und Konsequenzen hingen und hängen sehr stark mit der sozialen Stellung der Ärzte und insbesondere der Patienten zusammen (Künemund 2006, S. 169). Dem wird Parsons strukturfunktionalistische Sicht, die statisch ohne Berücksichtigung der Vergangenheit und von außen auf dieses besondere Verhältnis blickt, nicht gerecht. Darüber begegnen sich Arzt und Patient in sozialen und gesellschaftlichen Kontexten, in die sie eingebunden sind. Das Arzt-Patient-Verhältnis besteht eben nicht nur aus zwei Personen in einem sozialen Vakuum. Es wird auch über andere Kontexte strukturiert, historische gesellschaftliche Rahmenbedingungen und das soziale Umfeld von Arzt und Patient wirken auch darauf ein. Beide Parteien sind als Individuen mit verschiedenen sozialen, psychischen und biologischen Merkmalen ausgestattet. Sie unterscheiden sich häufig hinsichtlich Religion, Bildung, Geschlecht, Status etc. und dies unterscheidet sie auch in Bezug auf Krankheitsrisiken und der Definition und spezifischen Wissensanteilen von Krankheit und Gesundheit. All das beeinflusst das Arzt-Patienten-Verhältnis in verschiedener Weise (Künemund 2006, S. 173f). Obwohl es im Rahmen neuer Informationsmöglichkeiten über das Internet wohl auch weiterhin zu mehr Selbstdiagnosen und auch Selbstmedikationen kommen wird, bleibt die Diagnosekompetenz und der hohe Spezialisierungsgrad von Ärzten davon auch aufgrund des rasch ansteigenden Spezialistenwissen eher unberührt. Doch hinsichtlich der Trends zur Ökonomisierung, Kommerzialisierung und gar Verwissenschaftlichung der Medizin, wird das Arzt-Patient-Verhältnis wohl auch weiterhin im Gespräch und Gegenstand der Forschung bleiben (Künemund 2006, S. 176). Der Arzt der Zukunft muss aufgrund einer komplexer werdenden Welt mehr Rollen als bisher ausfüllen. Er soll Experte, Kommunikator, Teamplayer, Manager, Fürsprecher, Lernender und Professioneller sein (Pförtner 2018). In der Stärkung des dialogischen Prinzips, in der Förderung kommunikativer Kompetenzen durch Studium Aus- und Weiterbildung liegt eine Möglichkeit die Neustrukturierung der Arzt-Patient-Beziehung einzuleiten. Wenn sprachliche Fähigkeiten höher bewertet werden und Ärzte dialogfähig sind im Arzt-Patient-Verhältnis, dann reduzieren sich auch die Folgen der kommunikativen Defizite zwischen Arzt und Patient: mangelnde

Compliance, gestörtes Vertrauensverhältnis, Bruch des Arzt-Patient-Verhältnis und Arztwechsel. Die Voraussetzung ist allerdings ein Wandel des ärztlichen Selbstbildes (Geisler 2003, S. 37).

Was aus Parsons Theorie sicher noch weiterhin Bestand hat ist die Primäraufgabe der Ärzte, Patienten schnell und möglichst schmerzfrei zu behandeln, so dass diese wieder gesunden können. Doch hat sich die Art und Weise wie das von statten geht in den vergangenen Jahrzehnten stark verändert. Eine paternalistische Arztrolle, die die alleinige Entscheidungskompetenz beim Arzt verortet ist heute in unserer Gesellschaft nicht mehr mehrheitsfähig. Die Annahme, dass es der Arzt am besten weiß und dieser die Entscheidungen allein für Patienten trifft, ohne diese zu beteiligen und sich gar bedroht zu fühlt, wenn Patienten Zugriff auf alternative medizinische Wissensquellen haben, diese Zeichen von Paternalismus sollten heute keinen Platz mehr haben in modernem Gesundheitswesen (Coulter 1999, S. 719). Patienten nehmen vermehrt eine aktivere Rolle in einem partnerschaftlich geprägten Verhältnis ein und Ärzte wachsen in eine Rolle des orientierungsgebenden Beraters, der die Patienten umfassend informiert und letztlich die Behandlung umsetzt. Dennoch bleibt die Arztrolle auch weiterhin die Rolle, die im Verhältnis aufgrund ausgedehnter Ausbildung über das größte medizinische Fachwissen verfügt. Die Rolle des Arztes hat sich verändert und wird sich auch weiterhin verändern, dies erfordert eine große Adaptionsleistung der Ärzte, letztlich um Patienten so bestmöglich zu unterstützen. Beide Rollen können ohne den anderen ihre vielfältigen Ziele, die auch durchaus außerhalb der Zuschreibungen von Parsons liegen, nicht erreichen.

Literaturverzeichnis

Coulter, Angela (1999), Paternalism or Partnership. Patients Have Grown up: And There's No Going Back, in: British Medical Journal 319, S. 719–720.

Ebert, Michael (2003), Talcott Parsons – Seine Theoretischen Instrumente in der Medizinsoziologischen Analyse der Arzt – Patienten – Beziehung, Aachen, S. 78.

Elwyn, Glyn, Adrian Edwards and Paul Kinnersley (1999), Shared Decision-making in Primary Care: The Neglected Second Half of the Consultation, in: British Journal of General Practice 49, S. 477–482.

Elwyn, Glyn, et al. (2012), "Shared Decision Making: A Model for Clinical Practice.", in: Journal of General Internal Medicine, JGIM 27, 10, S. 1361-1367.

Greener, Ian (2003), Patient Choice in the NHS: The View from Economic Sociology, in: Social Theory and Health 1, S. 72–89.

Geisler, Linus S. (2003), Plädoyer für einen "Neuen Arzt" - Arzt-Patient-Beziehung im Wandel, in: Dr. med. Mabuse, Nr. 142, 28. Jahrgang, S. 34-37.

Klemperer, David (2005), "Shared Decision Making Und Patientenzentrierung - Vom Paternalismus Zur Partnerschaft in Der Medizin: Teil 1: Modelle Der Arzt-Patient-Beziehung, in: Balint-Journal: Zeitschrift Der Deutschen Balint-Gesellschaft 6, 3, S. 71-79.

Koschnick, Wolfgang J. (1984), Standard Dictionary of the Social Sciences, München.

Künemund, Harald (2006), Arzt Und Patient: Eine Beziehung Im Wandel; Beiträge des Symposiums vom 15. Bis 18. September 2005 in Cadenabbia; [... Tagungsband ... Geht Zurück Auf Ein Symposium "Arzt Und Patient - Eine Beziehung Im Wandel"]. Orig.-Ausg. Freiburg im Breisgau, S. 168-176.

Lupton, Deborah (1997), Consumerism, Reflexivity and the Medical Encounter, in: Social Science and Medicine 45, S. 373–381.

May, Carl, Gayle Allison, Alison Chapple, Carolyn Chew-Graham, Clare Dixon, Linda Gask, Ruth Graham, Anne Rogers, and Martin Roland (2004), "Framing the Doctor-patient Relationship in Chronic Illness: A Comparative Study of General Practitioners' Accounts, in: Sociology of Health & Illness 26, 2, S. 135-158

Pförtner, Timo-Kolja, Holger Pfaff, 3.3.2. Arztrolle, in: Deinzer R, von dem Knesebeck O, editors. Online Lehrbuch der Medizinischen Psychologie und Medizinischen Soziologie, Berlin, 2018, eingesehen am 12.10.2021 auf https://books.publisso.de/de/publisso_gold/publishing/books/overview/46/153

Parsons, Talcott (1958), "Struktur und Funktion der modernen Medizin, in: Kölner Zeitschrift für Soziologie und Sozialpsychologie, S. 10-57.

Saake, Irmhild J. (2003), Die Performanz des Medizinischen. Zur Asymmetrie in der Arzt-Patient-Interaktion, in: Soziale Welt, 54, S. 429-459.

Stevenson, Fiona A., Christine A. Barry, Nicky Britten, Nick Barber and Colin P. Bradley (2000) Doctor-patient Communication about Drugs: The Evidence for Shared Decision Making, in: Social Science & Medicine 50, S. 829–840.

Stevenson, Fiona, 2006: Die Arzt-Patient-Beziehung: Verbindungen zwischen globalen Prozessen und Interaktion. Perspektiven der Gesundheitssoziologie. Herausgeber Christof Wolf und Claus Wendt. Sonderheft 46, pp. 224–242.

Williams, Simon J. (2005), Parsons Revisited: From the Sick Role to ...?, in: Health: An Interdisciplinary Journal for the Social Study of Health, Illness and Medicine, 9 (2), S. 123–144.

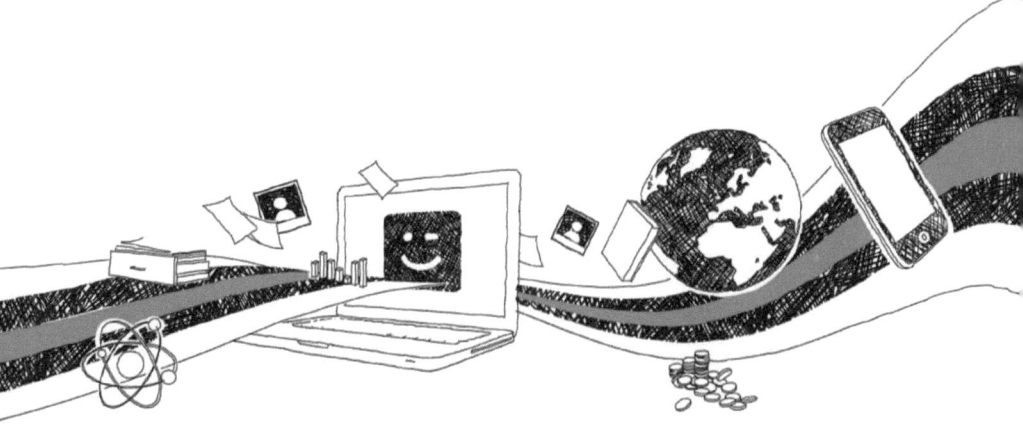
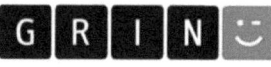